www.thomassonnberger.at

Literaturliste

A. Einstein: Wikipedia
J. Habermas: Theorie des kommunikativen Handelns
D. Kahnemann: Spiegel.de, Wikipedia
E. Kandel: Biologie des Geistes, Suhrkamp
B. Mandelbrot, E. Schrödinger: Wikipedia
Melatonin.org
M. Planck, Melatonin, Nervenzelle: Wikipedia

AF221123

Thomas Sonnberger: Bäume in die Klassen, Wälder in die Schulen
Thomas Sonnberger: Das Geheimnis der Leader
Thomas Sonnberger: Das Geheimnis der Neuronensprache
Thomas Sonnberger: Jus in einer Stunde verstehen
Thomas Sonnberger: Mathe in einer Stunde verstehen – Konzentrieren wie ein Weltmeister, BoD
Thomas Sonnberger: Pädagogik in einer Stunde verstehen,
Thomas Sonnberger: Das geheime Leben der Bienen
Thomas Sonnberger: Das geheime Leben der Flüsse, Biber
Thomas Sonnberger: Der Magische Garten – Super(t)raum Gartenraum, BoD
Thomas Sonnberger: Selbstorganisierende Beziehungen,
Thomas Sonnberger: Selbstorganisierende Rhetorik für Finanzmanager, Ihre Arbeit ist Gold wert, BoD
Thomas Sonnberger: Selbstorganisierendes Schlank-sein – Sleep deep, Train low, BoD
Thomas Sonnberger: Super(t)raum Wohnraum: Das Paradies – Die Magische Wohnung, BoD

Buch zum Seminar

Das Geheimnis schöner Zähne

Mentaltricks der super Profis
Schlank `n´ rank

Wenn Sie Fragen haben – wir sind für Sie da, und erreichbar unter:

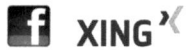

ISBN: 9783752809886

Herstellung und Verlag: BoD – Books on Demand, Norderstedt

Mehr Zähne.
Mehr Power
& Sicherheit.

In England gibt es eine Att Tinder-App für Rinder. Dabei hat sich herausgestellt, dass das Erscheinungsbild des Zuchtbullen uninteressant ist, es zählen die inneren Werte.

Was wirklich zählt.

Zähne, Mundhöhle bewirken elektrische Signale an das Gehirn ...

Afferent werden die neurophysiologischen Fortsätze dieser Nervenzellen genannt. Deshalb überträgt sich die Asymmetrie von der Mundhöhle in die Halswirbelsäule ...

Deshalb suchen Patienten einen Zahnarzt auf, weil sie schönere Zähne haben wollen und schmerzfrei sein und ihr Potential leben, wollen ...

Denn Mundhöhle und Nacken sind ein Paar.

mit Biss

Idealerweise ein Liebespaar ...
Jeder spürt das.

Was Ihr Köper Ihnen damit sagen will

Kennen Sie das Gefühl, wenn Sie morgens müde und unrund aus dem Bett steigen?
Viele Muskelverspannungen oder auch erhöhte Infektionsgefahr und Stress hängen mit der Ernährung zusammen.
Der Organismus eines gesunden Menschen besteht zu 20 Prozent aus Säuren und zu 80 % aus Basen.

Eine Ernährung mit Ballaststoffen kann Abhilfe verschaffen, eine Entgiftung (Detoxierung) einleiten und sagar Diabetes hint anhalten, besser noch, vermeiden.

Ballaststoffe und Bewegung fördern die Enzyme, die für den Stoffwechsel verantwortlich sind.

Selbstheilung, Erwachsen werden, power, sportliche Erfolge werden durch die Behandlung der Zähne bewirkt.

Dazu soll man wissen, dass die häufigsten Krankheiten in der Mundhöhle entstehen.

Zähne spielen eine Rolle bei

- Schlank `n´ rank
- Entzündungen
- Magenschmerzen
- Müdigkeit, Unwohlsein und
- Sport eine große Rolle

Ich möchte Frauen, Männer, Sportler, Manager, An-
gestellte, Studenten ... mit diesem Buch motivieren,
ihr Leiden nicht als gegeben hinzunehmen, sondern
stärker und mutiger selbst aktiv zu werden. Bestehen
Sie darauf, dass bisher unerklärte Missempfindungen und Schmerzen exakt abgeklärt werden.

Die Medizin hat sich bisher auf die Analyse konzentriert und bemerkt, dass etwas fehlt.

Ihr Wissen schärft den Blick für die Region und er-
möglicht gezielte Untersuchungen.

In der englischen Sprache wird Selbstbewusstsein
mit **self-assurance** übersetzt.

Im erweiterten Sinn ist Selbstbewusstsein: die
Selbstversicherung,

meint

Thomas Sonnberger

Kapitel 1

NEUROPHYSIK

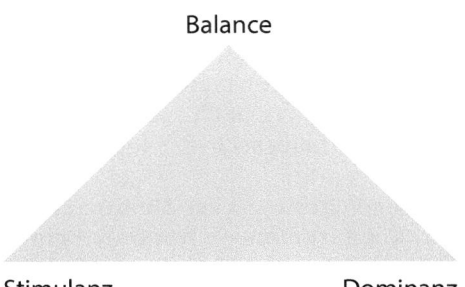

Balance

Stimulanz   Dominanz

Medizin und Emotionen

Emotionen

Emotionen sind die Hauptdarsteller unserer Untersuchungen, weil ...

- Stimulanz, Dominanz und Balance Vorhersageparameter für Gesundheit, Kommunikation und Energie sind;
- sie eine Hormonkur (griech.: Antreiber) anregen;
- sie Ausdauer, Leidenschaft (griech.: Östrogene) anregen;
- wir Taktik und Strategie der Dominanz zuordnen;
- Wissen und Anerkennung Honorar bringen;
- in der Hypnose das Gehirn sogar „inaktiv" ist;
- durch Genuss, sprich Absichtslosigkeit, Energie entsteht;
- Partner und andere Bezugspersonen den stärksten Einfluss auf unsere Entscheidungen ausüben;
- an sich glauben und Kommunikation wichtige Faktoren für die Wirtschaft sind;
- gemäß der Spieltheorie alles ein Spiel ist, sogar Beziehungen, Straßenverkehr usw.;
- eine Plastikflöte mit einer „Story" auf der Versteigerungsplattform ebay mehr Umsatz bringt.

Crosswind

Dieser Begriff wird in der Fliegersprache gerne verwendet, um Seitenwinde zu beschreiben, die für Piloten sehr schwierig sein können. Ich ordne sie dem Unterbewusstsein zu, da wir des Öfteren damit zu kämpfen haben, auch medizinische Persönlichkeiten.

Crosswinds oder Seitenwinde, schlicht Ängste haben im gesamten Leben, Beruf eine Bedeutung.

Die positiven Emotionen wir Stimulanz, Dominanz und Balance kennen wir.

Aber wie gehen wir mit den negativen Emotionen, wie

- **Disstimulanz,**
- **Disdominanz und**
- **Disbalance um?**

Ich spiele Schach, um herauszufinden wie es um meine Fantasie und Strategie steht.

Ein Bergsteiger geht klettern, um herauszufinden, wie es um seine Fantasie und Strategie steht.

Einen Gipfel nahezu senkrecht zu besiegen, die Anmeldung zum Triathlon, macht Profis echten Spaß, um Fantasie und Strategie zu genießen und zu checken …

mit Biss

Smoke on the water, stille Entzündungen

Entzündungen im Körper haben viele Gesichter und können viele Krankheiten auslösen, Depressionen, Diabetes. Wenn die Krankheit noch nicht ganz da ist, dann nennen wir es Schwelbrand und sie entsteht im Mund.

Unwohlsein, Müdigkeit immer wiederkehrende Erkältungen - die Anzeichen sind da, aber nicht ausgeprägt. Auch deshalb bleiben sie unerkannt und der Körper versucht in der Zwischenzeit die Erreger mit Entzündungen los zu werden.
Es ist an der Zeit genauer hinzuschauen.
Klassiker sind streuende Zahnherde oder abgekapselte Abszesse im Körper. Von dort können die Bakterien über den Blutkreislauf durch den Körper wandern.
Schäden am Herzen sind tückisch, da sie unter dem Körperradar verlaufen. Und erst später als Reiz auftauchen.
Unterschwellige Entzünden können auch chronische Krankheiten und Unwohlsein entstehen lassen.

Aber jeder kann zur Gesundheit betragen und wenn es nur die richtigen Fragen an den Arzt sind.

Icebreaker

Prävention der super Profis

▲ Disstimulanz – Typ nutzt die Angst, um sich vor-
  zubereiten.
  Dadurch entwickelt er Fantasie, Lösungen und
  folglich Humor, Freude.

▲ Disdominanz: – Typ lässt alles weg, was er nicht än-
  dern kann, das ist die Strategie, die Energie spart
  und Energie bringt.

▲ Disbalance: – Typ erkennt was zuviel und zuwenig ist. Er genießt vollends die Flow-Situation
  und die Konzentration.

Nicht Angst, nicht Trauer sind das Problem - sie
sind Gefühle, die kommen und gehen wieder, wenn
sie zugelasssen werden. Das Problem ist ihre manische Abwehr.

Wer seine "Fehlerhaftigkeit" verleugnen muss, risikiert
die Gesundheit.
Jeder Westernheld muss so tun wie John Wayne, als
wäre er gar nicht veletzt. Auf diese Weise werden aus
einfach heilbaren Wunden komplizierte, unnötige
Krankheiten.
Meistens verdrängen wir das, als ob die Fehler gar
nicht exestieren.

Die echte Balance oder Erdung ist die Durchlässigkeit. Dazu kann sich jeder etwas Erde vorstellen, denn Erde ist Basis zum Wachsen.

Cool ist so ein Wort, welches jeder kennt, wenn jemand eine Situation im Griff hat. Oder?!

Auch der Süchtige ist cool, indem er die Gefühle runterfährt, bis er nichts spürt.

Dabei fehlen lediglich Fantasie und ein wenig Strategie.

Erleuchtung oder Selbsterkenntnis

- Wir brauchen Fantasie (Spaß, Würde) und ein wenig Strategie.
- Licht ist für den ganzen Körper von Bedeutung, da es das Serotonin ankurbelt.

  Dadurch sind wir aufmerksam und ausgeglichen.

In der Natur können wir erkennen, wie langsam vieles wächst und wie schnell etwas zerstört werden kann.

Das Gabaharmon wird ausgeschüttet, wenn wir uns einer Aufgabe gewachsen fühlen. Deshalb ist die Durchlässigkeit von großer Bedeutung und Wichtigkeit.

▲ Stimulanz: Wieviel Licht (Sonnenkraft) brauche ich,
um aufmerksam und ausgeglichen zu sein?

▲ Dominanz: Wieviel Reflexion brauche ich, um Energie
zu bekommen? (Reflexion über Würde
kostet keine Energie, sondern bringt
welche.)

Wenn ich selbst nicht mehr weiß, wer ich wirklich bin, was
ich will, dann kann auch kein Sinn (!) entdeckt werden,
kann auch kein Mensch geführt werden.
Wohin auch?

Ohne diese Basis bleibt ein Vorgesetzter ein Vorgesetzter;
und zusätzlich ohne Inspiration.

Deshalb ist Führung was anderes.

Ein Manager, Unternehmer organisiert die Abteilung, plant
und kontrolliert die Ausgaben. Er muss es nicht besser
können, als seine Mitarbeiter, aber das Ziel und die nächs-
ten Schritte kennen.

▲ Balance: Finde ich die Mitte, um aktiv regenerieren
zu können?

Die Mitte ist der Weg, um regenerieren zu können.

Sprache findet Kraft und Liebe, zB:
I want to live a while

- Wieviel Musik brauche ich?
- Wieso baue ich eine manische Abwehr auf?
- Welches Ideal leidet?
- Wie kann ich die manische Abwehr loswerden?
- Welche Entscheidungen, weil ich harmonische sein will, treffe ich sogar gegen mich?
- Was inspiriert mich?

Die zitzerlweisen Entscheidungen sind so eine Sache, wenn sie nicht helfen, sondern erschweren.

Aufmerksamkeit eines Süchtigen kreist um die Wunde der Verletzung, wie Hubschrauber über den brennenden Wald.
Es ist kein Zufall wenn die Zahl der Süchtigen steigt, wenn die natürliche Umgebung fehlt.
Viele Menschen kennen Situationen mit dem schmerzlichen Gefühl etwas Entscheidendes versäumt zu haben.

Lähmende Hemmung und innere Leere machen sich breit, vermische mit Wut und Trauer, die sich gegen die Umwelt und sich selbst, richten kann. Ein Studienabbruch ist die Aufhebung eines Ideals oder eine manische Abwehr.

Die Plastizität des Gehirns liebt Veränderungen; auch wenn sie rezibrok sind.

L(i)ebe mit Biss

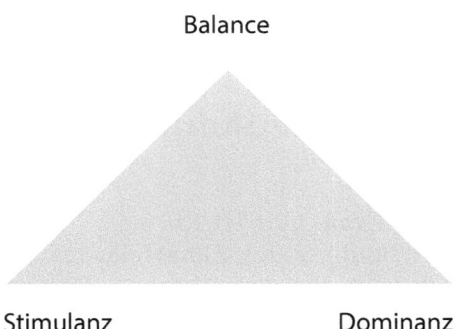

Balance

Stimulanz

Dominanz

Zähne,
Biss und Jungbrunnen

Stimulanz (Anamnese)

Zähne sind Knochen. Ernährung spielt eine riesige Rolle über den Zustand der Zähne, des Magens, der Halswirbelsäule und der gesamten Figur.

Dominanz (Diagnose)

Zahnfleischentzündungen

Die häufigste Krankheit ist Karies.
An einer Entzündung des Zahnfleisches leiden rund 10 bis 30 Prozent der Bevölkerung. Häufiges Zahnfleischbluten und Diabetes stehen im direkten Zusammenhang.
Unbehandeltes Zahnfleischbluten kann Bakterien im Körper verteilen, zu unentdeckten Entzündungen, zu ungesunden Blutzuckerwerten führen usw.

Balance (Therapie)

Maßnahmen um Karies zu vermeiden

*   Entfernung von bakteriellem Zahnbelag
*   Fluoridierungsmaßnahmen (Gel, Tabletten)

Zahnfleischentzündung (Paradontitis) ist mit chlorhaltigen Spülmitteln und wer es verträgt mit Whisky zum Gurgeln, behandelbar.

Icebreaker

Ballaststoffe:

Was kann ich für die Zähne beitragen?

Mehr Zähne, mehr Power: Ich habe die Erfahrung, dass Zahnreinigung und Ballaststoffe meine Zähne wieder heller gemacht haben. Denn Ballaststoffe ernähren die Darmbakterien. Dadurch stärken wir das Immunsystem und das Bauchgehirn oder Nervengeflecht.

Es gibt eine Diät, die wunderbar ist, wenn man weiß, dass zwei Bissen Eiweiß vor der Mahlzeit den körperlichen Hunger sättigen.

Mit einem gesunden Darm,

* einer starken Immunabwehr und
* einem guten Gefühl im Bauch machen Tanzen, Radfahren, Schwimmen und Bergsteigen etc einfach Spaß und Lust. Dabei das Fundament des Denkens zu stärken, ist extra interessant,

Kinder
sind erst ab 6 bis 7 Lebensjahr in der Lage eine Zahnbürste motorisch zu führen.

Zuvor ist es sinnvoll, dass Kleinkinder nach dem Essen Wasser trinken, insbesondere wenn sie Softdrinks bekommen. Zusätzlich kann man, wenn notwendig, die feinen, kleinen Zähnchen mit einem Wattestäbchen reinigen.

Erfüllungsgrad

Damit es mit der Figur klappt

Denn unter Stress „verengen" sich die Gefäße, entstehen unangenehme Gefühle, ein „Fluchtmodus" baut sich auf. Wenn wir die Gefühle nicht verarbeitet haben, kommt der Trigger (betteln um Anerkennung) dazu und wir graven (verlangen) nach Zucker und Fett. Wenn wir an uns glauben, können wir das "Graven" hinter uns lassen.

Handlungen zu rechtfertigen, nur um harmonisch zu sein, bringt nichts, da es gegen unsere Einstellung sein kann. Es bringt dauerhaft nichts, wenn wir uns anklagen....
Dabei sollen wir an uns glauben.

Denn alles, was wir erleben; deuten, interpretieren oder erdichten wir, auch die Energie, Innovatation und sogar das Glück. What a feeling.

Schlaf ist ein Jungbrunnen,

ein wirtschaftlicher und ein privater Faktor.

Frauenheilkunde: Für Eltern, insbesondere für Mütter ist nach der Geburt eines Kindes, der Schlaf ein luxeriöses Recht.

Tagsüber hilft, heilt und stärkt uns das Sonnenlicht. Nachts heilt und repariert das Melatonin die wichtigsten Organe.

Melatonin

ist das Hormon der Hormone, denn es

* setzt im Laufe des Tages andere Hormone frei,
* ist der Signalgeber für Regeneration und Biorhythmus,
* wird bei Dunkelheit produziert,
* stärkt das Immunsystem,
* senkt den Blutdruck,
* schützt die Herzgesundheit,
* reguliert die Ausschüttung von Insulin (und Insulin seinerseits reguliert Stress und die Lebenserwartung),
* beeinflusst die Qualität der Eizellen,
* fördert die embryonale Entwicklung,
* senkt den Schmerz,
* mindert Migränesymptome,
* kontrolliert die Pigmentierung des Auges,
* reguliert die Lichtmenge,

- mindert Demenz, Niedergeschlagenheit, Alzheimer, Parkinson,
- bremst das Tumorwachstum,
- fördert Synapsen, Nervenzellen (Rechner) und Gedächtnis.

Frühstück:
bei Sonnenlicht; öffnen Sie Fenster oder Türen so oft wie möglich.

Am Morgen:
Licht heilt, bewirkt Aufmerksamkeit, wirkt ausgleichend, steigert die Leistung; gehen Sie deshalb oft ins Freie.

Mittags:
Sollten sich in der Nacht nicht alle 5 Schlafphasen ausgehen – kein Problem: Ein kleines Nickerchen, ein Kreativitätsschlaf, ein Postschlaf in der Mittagspause gleicht das aus. Genau das machen die größten und mächtigsten Persönlichkeiten.

Am Abend:
Rotes Kerzenlicht heilt, Candle-Light-Dinner, weniger aufreibende Filme, kein Handy oder Internet etc.

In der Nacht:
1,5 Stunden vor dem Schlaf sind 1,5 Stunden nach dem Schlaf; Schlafzimmer verdunkeln, damit das Melatonin produziert wird.

Tiefschlaf in der Nacht bewirkt Frische und Stärke am Tag und umgekehrt. Sonne, Licht und sportliche Bewegung am Tag hängen direkt mit einem erholsamen Tiefschlaf zusammen.

Erfüllungsgrad

Das geheime Leben des Sattseins

Ein bis zwei (2) Bissen Eiweiß vor der Mahlzeit oder
eine kombinierte Mahlzeit aus:

- Fisch (Barsch, Kabeljau, Forelle etc)
- Meeresfrüchte (Jakobsmuscheln, Krabben, Venus-
  muscheln etc)
- Geflügel: Hähnchen
- Milchprodukte: Joghurt: Liptauer, Topfen, Feta
  aus Schafsmilch, Hüttenkäse, Mozarella light
- Hülsenfrüchte: Linsen, kleine Bohnen, Kichererbsen
- Pilze: Austernpilze
- Tofu:
- Eier: 2 - 8 Eier pro Woche

Kombination:
Mit Paprika, Kirschtomaten, Äpfel, Salat, Avocado,
Radicchio, Chicoree (gebraten); Marille (getrocknet),
Pistazien mischen und eine Scheibe Brot dazu.

Gewürze:
Kurkuma stärkt die T-Zellen (Abwehrkräfte) bringt
den Menschen radikal in die Mitte, im erweiterten
Sinn Chili, Krenn

Menatlübung: Das Leben mit Plus, Minus und Null
durchackern, damit Fantasie Strategie und Ausgeglichenheit Platz haben.

Erfüllungsgrad

Kommunikationsübung

▲ Stimulanz: Licht, Sonne sind die treibende Kraft.

Das Herz macht den Verstand hell oder dunkel. Ist das Herz voll von Misstrauen und Egoismus, dann findet der Verstand nicht den Weg zum Frieden.

Leute, die sich nicht lieben, werden sich auch nicht einig und keine Balance erreichen.

Alles im Grunde ist faul, wenn das Herz des Menschen nicht gesund ist.

▲ Dominanz: Rhythmus

   Tiefes, würdiges Einatmen und beim Ausatmen:
   fffffffffffff
   sich präsentieren, sich beweisen

▲ Balance: Genuss, Ernte

Das Geheimnis: der Verliebten

Auch in der Partnerschaft machen wir uns in kurzer Zeit ein Bild vom Partner. Das Hormon der Verliebten bewirkt idealerweise Geben und Nehmen, Kreativität und nahezu Null-Essbedürnis. Dadurch entlasten wir die Bauchspeicheldrüse und sparen Insulin.

Blumen, Poesie, Musik inspirieren uns:

Say it, pray ist

- Freude, die heller als die Sonne ist
- Kraft und Würde, die so stark ist wie die Natur
- Genuss, erfüllte Zeit, indem wir vom ganzen Herzen sagen, wir lieben es

Neurophysik & Produktivität

Kein Hypnotiseur kann hypnotisieren, sondern wir selbst vollbringen die Leistung.

Bringt der kleinste Dominostein den größten zu Fall? Mit den Stimmungen ist es genau so.

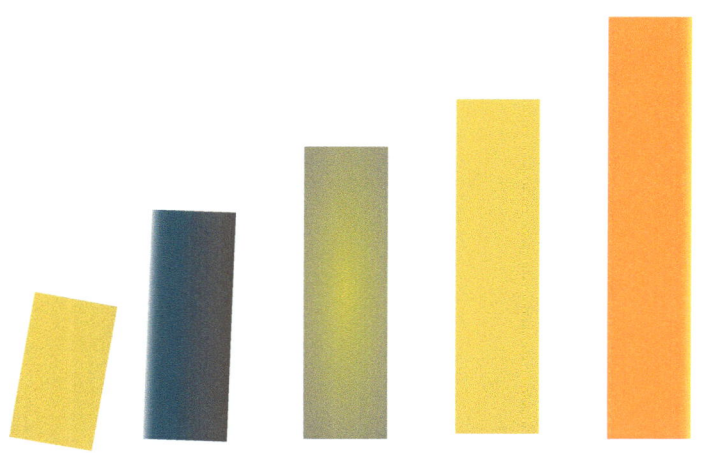

Sie sind stark.

Übung macht den Meister. Starte mit einfachen Übungen. Der Spruch stimmt immer.

In der Meditation wird radikal geübt, dass nichts einen Bezug hat.
Im Fußball ist es ähnlich. Der Ball ist rund und hat unendlich viele Möglichkeiten.
Sie sind definitiv stark.

Train low & Rhythmus (sing) slow

Es genügt, Musik zu fühlen, um zu bekommen, was
wir wünschen; das heißt, in den Pausen (Intervallen)
entsteht Energie.

Musik ist deswegen interessant, weil die Dirigenten
die höchste Lebenserwartung haben.

Beispiel:

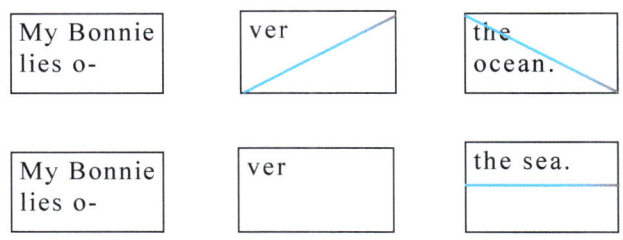

Oh, bring back my Bonnie (Liebling) to me.

Neurophysik

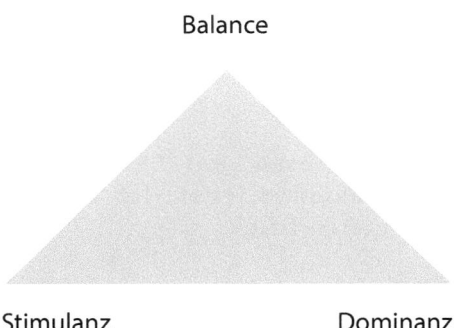

Balance

Stimulanz   Dominanz

Leben,
Heilung und Medizin

Physiologie, Pathologie, Anatomie: Zusammenhänge

Physiologie:
konzentriert sich auf die Funktion der Körperteile.

Anatomie:
wird häufig gemeinsam mit Physiologie gelehrt, denn aus der Anatomie leitet sich die Physiologie ab – oft beim ersten Blick.

Das Wissen über das Herz erklärt die Physiologie, denn es ist mehr als Herz, Blut, Kammern, Venen.

In Wirklichkeit ist jeder Teil von anderen Teilen abhängig.

Die Zeichen Plus & Minus

Die Zeichen Plus und Minus erklären via Symbolsprache, was in der Medizin los ist. Denn die Symbolsprache erleichtert dem Gehirn die Interpretation oder die Codierung.

Prozess:
beschreibt, was Blutzellen leisten.

Abwehr:
will gefordert werden und verteidigt den Körper gegen Erreger.

Atmung:
transportiert (+) Sauerstoff von den Lungen zu den Zellen und scheidet (−) Kohlendioxid aus.

Verdauung:
transportiert (+) Nährstoffe zu den Körperzellen.

Ausscheidung:
filtert (−) und transportiert (+) Abfallstoffe.

Wenn wir eine Situation wahrnehmen und sie meistern wollen, dann benötigen wir das Zusammenspiel von Gehirn und Muskeln.

Laufen ist nicht nur die Kontraktionsfähigkeit der Muskeln, sondern auch die Blasebalgbewegung der Lungen, um zu atmen.

Ihre Blutgefäße sind die inneren Straßen für den Transport der Blutzellen, die wiederum Teile Ihrer Organe wie Herz, Lunge, Magen, Bauchspeicheldrüse, Darm etc. sind.

Die Blutzellen transportieren die Hormone, damit Sie Lust zum Laufen haben, sie wecken den Jäger aus der Steinzeit in Ihnen. Laufen hilft!

Wenn Sie den Körper unter dem Mikroskop betrachten, dann werden Ihnen Äste, Bäume, Zweige und kleine Nadeln auffallen.

Wie Sie von der Gartenarbeit wissen, wollen die Pflanzen gegossen sowie mit Nährstoffen, Luft und Licht versehen werden.

Auch unser Gehirn jätet Zelltrümer, und die Zellen machen liebend gerne Platz für

- neue sowie
- starke, frische Zellen.

Atome bilden Moleküle, Zellen, Gewebe, Organe, Organsysteme und einen Organismus. Atome bestehen aus positiv geladenen und negativ geladenen Teilchen (Protonen bzw. Elektronen). Wenn die Energie stärker und schwächer werden kann, dann sprechen wir von Liebe. Emotionen regen die Hormone an, damit ein Gleichgewicht (eine Homöostase) entsteht.

Das ist der Kosmos in unserem Körper.

Icebreaker

Wer Leben versteht; versteht

Einzeller brauchen kein Wissen über Medizin.
Wir Menschen sind Mehrzeller, deshalb benötigen wir
das Wissen, denn die Mehrzeller können viel mehr.

Die Niere ist Teil des Exkretionssystems, d. h. des
Ausscheidungssystems, das Blut filtert und Abfallstoffe
entfernt. Voraussetzung dafür ist die Zellatmung.
Dadurch können die Zellen Treibstoff in Energie
umwandeln. Sollte der Sauerstoff fehlen – das spüren
wir beim „Muskelkater" –, dann entsteht Milchsäure.
Wenn der Körper richtig aufgebaut und trainiert ist,
entsteht Energie und wir spüren Glück.

Die Energieumwandlung findet in den Mitochondrien
(den Kraftwerken der Zellen) statt.

Der kleinste Baustein eines Kohlenhydrats oder des
Zuckers wird Glucose und das Zentrum des Prozesses
Glucolyse (Zerlegung) genannt. Durch die Glucolyse
entsteht der Anfang der Zellatmung.

Wird eine Substanz

*   reduziert, dann nimmt sie Elektronen auf.
*   oxidiert, so verliert sie Elektronen.

Wenn Sauerstoff (O) Wasserstoff (H) aufnimmt, entsteht Wasser (H_2O). Die Elektronen aus dem NADH oder dem $FADH_2$ werden auf den Sauerstoff übertragen, damit Wasser im Körper entstehen kann.

Zellen produzieren während des Stoffwechsels Wasser, um die Körpertemperatur zu regeln und die Haut zu befeuchten. Da der Körper selbst zu wenig Wasser bildet, müssen wir Wasser von außen zuführen.

Ohne Sauerstoff: Müdigkeit, Milchsäure

Auch wenn kein Sauerstoff zur Verfügung steht, braucht der Körper trotzdem Energie. Kein Problem.
Das Rettungssystem heißt „anerober Reaktionsweg".

Damit die Glycolyse weiterlaufen kann, wird durch die Milchsäuregärung der Elektronenakzeptor NAD^+ wieder regeneriert. Wenn wir schlecht trainiert oder ungenügend vorbereitet sind, spüren wir durch den Milchsäurevorgang den „Muskelkater".

Wie wir aus der Küche, der Lebensmittelherstellung und aus anderen Ländern wissen, beherrschen Bakterien und Hefen eine Vielzahl von Gärungen. Dabei werden die Elektronen nicht auf den Sauerstoff, sondern zum Beispiel auf Nitrat oder Nitrit übertragen; das heißt dann „Nitrat-" oder „Nitritatmung".

Bei der Herstellung von Alkohol entsteht nicht Milchsäure, sondern Ethanol.

Von der Emotion: Gene

Gene sind die Baupläne in Ihrem Körper. Sie bestimmen, wie Sie aussehen, wie schnell Sie altern und für welche Krankheiten, Schwächen und Stärken Sie empfänglich sind.

Gene kontrollieren die Produktion von Aminosäuren, d. h. von den Bausteinen der Proteine, und Proteine sind Bestandteile von einfach allem: Haut, Knochen, Zellmembranen, Muskeln, Organe, Enzyme ... Gene sind also die Architekten der aus Aminosäure zusammengesetzten Proteine.

Proteine bestimmen das Wachstum, die Entwicklung und die Homöostaste (Gleichgewicht). Ihre Gene sind alles.

Wirklich alles?

Der Einfluss der Gene liegt nur bei 10 bis 20 Prozent. Der Einfluss der Emotionen und des Glaubens ist wesentlich größer. Wissenschaftliche Belege lieferte dazu der Forscher Aders im Rahmen einer Untersuchung des prämenstruellen Syndroms (PMS). Weitere Studien liefert die Epigentik.

Wir bekommen, was wir glauben.

Vom Gen zum Protein

Der Sinn der DNA-Replikation ist die Chromosomenduplizierung. Dadurch werden Kopien beider DNA-Stränge hergestellt. Dabei müssen beide Stränge kopiert werden, da sie als Muster (Template) für alle Substanzen des Körpers dienen.

Alle zellulären Prozesse und Produkte werden von den Genen kontrolliert.

Wenn sich also Zellen teilen, was täglich geschieht, oder wenn zwei Zellen (Eizelle und Samenzelle) bei der Fortpflanzung verschmelzen, dann muss das genetische Material vervielfacht werden. Deshalb ist das Sicherheitssystem des Menschen wirksamer als das einer Software. Denn einen Computer kann man immer wieder einschalten und neu hochfahren. Ein Mensch kann nicht wöchentlich oder monatlich abstürzen.

Die Verwandte der DNA ist die RNA.

RNA bedeutet „Ribonukleinsäure". Das Ribosom ist die Struktur und der Ort der RNA und der Proteine.
Sie ähnelt der DNA bis auf drei Ausnahmen:

• Sie ist einzelsträngig.
• Ihr Zuckerbestandteil ist Ribose (nicht Desoxyribose).
• Anstelle der Base Thymin (T) verwendet sie die Base Uracil (U).

Balance, Homöostase, Zelle

Eine Zelle ist ein Sack aus galertartigem Material, das von einer Zellmembran (Ventil) umhüllt ist. Das galertartige Material wird Zytoplasma (oder Plasma) genannt. Das Zytoplasma drückt gegen die Membran (Ventil) und bedingt so die Zellform.

Die Zellmembran (Ventil) bewahrt die Zelle vor Flüssigkeitsverlust und entscheidet, welche Stoffe in die Zelle hineinkommen und welche hinausgehen.

Die ideale Ernährung für die Zelle sind Ballaststoffe, um Diabetes etc. vorzubeugen.

Zellkern:

kontrolliert die Zelle, beherbergt das genetische Material.

Mitochondrien:
sind die Kraftwerke in der Zelle, wandeln Nährstoffe um.

Organelle:
ist ein Organ oder eine Funktion in der Zelle.

Vakuolen:
sind Hohlräume im Zytoplasma.

Lysosomen:
enthalten Verdauungsenzyme, die schädliche Abfallstoffe zerlegen und anschließend aus der Zelle hinausbefördern.

Ribosom:
ist die Struktur und der Ort der RNA und der Proteine.

Neurophysik

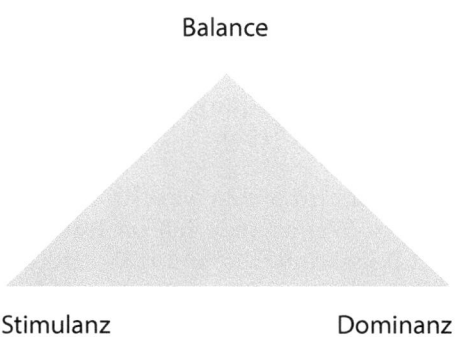

Balance

Stimulanz   Dominanz

Nerven, Gefäße, Darm, Gelenke

Basic Klarheit

Jetzt geht es los.

Viele Betroffene leiden, ohne die Ursache zu kennen. Denn oft dauert es Jahre, bis die richtige Diagnose erstellt und eine gezielte Therapie in die Wege geleitet wird.

Schließlich sind Lebensqualität, Durchsetzung und Freude massiv eingeschränkt.

Denn zu den Gehproblemen gesellt sich alsbald der seelische Stress: Wann lande ich im Rollstuhl? Richtige Informationen können Befürchtungen vorbeugen.

Deshalb die emotionale Perspektive:

- richtige Stimulanz (Anamnese)

- richtige Dominanz (Diagnose)

- richtige Balance (Therapie)

Nervenfasern durchziehen vom Scheitel bis zur Sohle jeden Teil unseres Körpers.

Das periphere (= am Rande befindliche) Nervensystem umfasst

- die peripheren Nerven,
- die Muskulatur

und dazwischen

- die neuromuskulären Synapsen, die die Informationen an den Muskel weitergeben.

Der Ursprung der Nerven liegt knapp nach dem Rückenmark in den alpha-motorischen Vorderhornzellen, die der Ursprung aller Bewegungen sind.

Das Nerveninnere nennt man Axon.
Das Axon will gepflegt und noch besser geliebt werden.
Aber das liegt an uns selbst.

Jeder Nerv besteht aus einem Kabel, einem Zellkern und einer Hülle, auch Myelin genannt. Wenn wir sagen:

„Übung macht den Meister", dann bedeutet dies eine starke Myelinschicht. Sie macht uns stark, locker und routiniert.

Wird diese fettreiche Hülle geschädigt, kann es zur Verlangsamung und zu Lähmungen kommen.

Stimulanz

Schmerzen entstehen nicht nur von außen, sondern wirken durch Reizweiterleitung.

Dominanz

Ein erhöhtes Risiko für beleidigte Nerven besteht bei Diabetikern, bei Personen mit erhöhtem Alkoholkonsum sowie bei Gürtelrose-, AIDS- und Dialyse-Patienten.

Aber auch Knochenbrüche, Verstauchungen und Bandscheibenvorfälle erhöhen das Risiko für beleidigte Nerven.

Die Zuckerkrankheit gilt als das weltweit größte Gesundheitsproblem. Die Hälfte der Diabetiker haben beleidigte Nerven wie Gehstörungen (grundloses Stolpern), Stürze, Unwohlsein, Missempfindungen, nicht heilende Fußgeschwüre.

Wo noch?
Ausgeprägte Wadenmuskulatur, die nach unten ziemlich dünn wird.

Balance

Medikamente ermöglichen eine Behandlung.

Gute (oftmals intelligente) Beziehungen sind als Heilmethode in Erwägung zu ziehen, damit Geschmack, frische Luft, Licht, Wasser, Erdung und eine sportliche Betätigung entstehen.

Magen, Darm, Bauchweh

Ein Großteil der Übergewichtigen ist gesund, aber das statistische Risiko einer Erkrankung ist vorhanden. Der große Bauch ist das Meer der Möglichkeiten.

Oha! – Wenn das Gehirn feuert

Das Problem ist bekannt.

Wir kauen, essen und schnuppern etwas anderes, als wir wollen. Das Gehirn mindert den Appetit nicht, sondern oha – es feuert!

Im werblichen System wird die Identität durch bekannte Figuren zugeführt; deshalb heißt das Eis „Sanfter Engel", „Süße Verführung" etc. Das sind lächerliche Verführungen aus dem Bereich Harmonie.

Auch wenn es um uns herum YouTube und Facebook gibt – nach der Vielfältigkeit des menschlichen Verhaltens und Wunders sollten wir immer fragen.

Stimulanz

Magen-Darm-Erkrankungen sowie Gastritis sind Mangelerkrankungen infolge des fehlenden Vitamins B12.

Dominanz
Säurehemmer haben viele Vorteile, aber den Nachteil, dass sie das Vitamin B12 hemmen.

Magenbandoperationen haben auch viele Vorteile, aber den Nachteil, dass Vitamin-B12-Mangel eintritt.

Vitamin-B12-Mangel ist auch ein Mangel bei älteren Personen, da das Vitamin nicht mehr so leicht verarbeitet werden kann.

Balance, Ernährung

Ballaststoffe sind die optimale Ernährung für die Bakterien im Darm und sie fördern die Enzyme, die für den Stoffwechsel verantwortlich sind.

Wasser ist das wichtigste Nahrungsmittel.

Eiweiß nährt, heilt die Organe, insbesondere die Muskeln. Durch die rasche Sättigung werden die Abwehrzellen (T-Zellen) gestärkt, Eisenvorräte, Bauchspeicheldrüse geschont. Deshalb sind Eiweiß und Kohlenhydrate ein Paar.

Der „leicht bittere" Geschmack von Kurkuma bringt den Menschen rasch in die Mitte, da der Geschmack das mögliche Erlebnis, die Anstrengung, die Produktivität vor weg nimmt und gehörig frisch macht.

L(i)ebe mit Biss

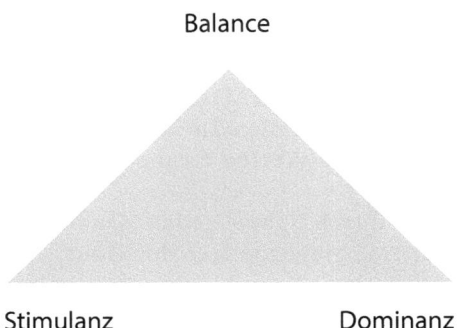

Balance

Stimulanz   Dominanz

Haut,
Hormone, Muskeln

Haut

Woher weiß Ihr Körper, ob es warm, kalt oder frisch ist?
Die Haut, die Dermis, insbesondere die Enden der Nerven, erkennen als Rezeptoren, was los ist. Die Nerven geben die Information an das Gehirn weiter.

Hautprobleme können viele Ursachen haben. Die Haut muss Sonnenstrahlen und Mikroorganismen abwehren. Brandverletzungen werden in Verbrennungen ersten, zweiten, dritten und vierten Grades unterteilt.

Nervenfasern durchziehen jeden Quadratmillimeter unseres Körpers, insbesondere der Haut.

Das Nervensystem unterteilt sich in Gehirn, Rückenmark und Nervengewebe. Das Neuron besteht aus Zellkörper, Zellkern und Organellen. Neuronen (Nervenzellen) sind die Rechner im Körper, sie empfangen und senden elektrische Impulse (Signale).

Die Dendriten, die für das Lernen zuständig sind, empfangen Signale. Das Axon versendet Signale.

Stimulanz

Nervenzellen (Neuronen) reagieren auf Stimulanz wie Kälte, Hitze, Schmerz, Berührung ... und kontrollieren viele Aktivitäten des Körpers wie die Hormone.

Balance (Therapie)

Durch das Sonnenlicht wird die Bildung von Serotonin und Vitamin D angeregt. Aufmerksamkeit und Ausgeglichenheit entstehen.

Um der Kurzsichtigkeit vorzubeugen, plädiert der australische Forscher, Ian Morgan das Freie aufzusuchen. Pralle Sonne hingegen ist weniger angesagt und bringt nichts, außer Sie schützen sich mit Hut, Sonnenschirm und Creme.
.

Durch Bewegung gleichen sich Insulin und Enzyme aus.

Sinnvolle Ernährung besteht aus naturbelassenen, natürlichen Kohlenhydraten. Gesunde Fette kommen im Pflanzlichen (Nüsse, Oliven) und in der natürlichen Meereskost vor.

Insulin regt das Zellwachstum an, Talgdrüsen werden übergroß, Akne entsteht. Der Zucker lagert sich an Erbgut, Eiweißen und Fett an, verursacht Entzündungen und beschleunigt die Alterung der Haut und anderer Gewebe.

Flavonoide und Vitamine wirken verjüngend. Diese finden sich hauptsächlich im farbenprächtigen Gemüse wie in Tomaten, Paprika etc. Flavonoide befinden sich auch im Rotwein. Ein paar Tropfen Rotwein am Abend entspannen die Muskulatur und sind ein Ritual, das die Arbeit belohnt.

Was kann ich gegen Falten tun?

Im Alter wird das Gesicht kantiger, weil die Muskeln erschlaffen und die Spannung wegfällt.
Falten entstehen, wo das Gesicht verspannt ist – etwa auf der Stirn etc.

Deshalb ist die emotionale Einstellung wichtiger denn je.

Jeder kennt das Hormon der Verliebten

Es (Phenylethylamin) bewirkt

*   Stimulanz: Enthusiasmus (im Sinne von Haltung)
*   Dominanz: Ausdauer (im Sinne von Sättigung und wenig bis nahezu Null Essbedürfnis)
*   Balance: Kohässionskraft, Ernte

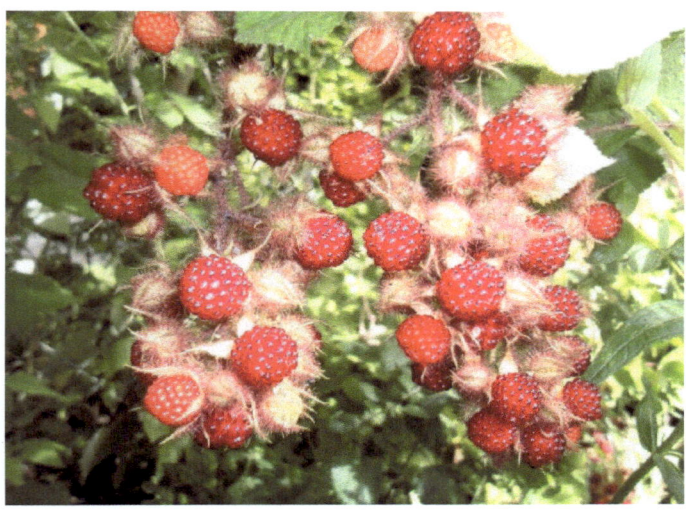

Nerven stärken

Das Neuron wird zum Beispiel von den Gliazellen er-
nährt und gestützt.

Ausgewogene Ernährung, Ballaststoffe, die die
Darmbakterien richtig ernähren, das Immunsystem
stärken, reichlich Vitamin B, Tiefschlaf, sportliche
Betätigung etc. – all das beugt Nervenerkrankungen
vor.

Bewegung und Muskeln

Muskeln bestehen aus Fasern. Zwischen den
Faserbündeln befindet sich ein gitterartiges
Bindegewebe, durch das Nerven und Blutgefäße
ziehen, um den Muskel zu versorgen und zu heilen.

Auch der Herzmuskel ist ein Muskel, der auf ATP und
Energiemoleküle angewiesen ist.

Beanspruchte Muskelzellen stellen Proteine her,
die im Tiermodell vor Stress etc. schützen und die
Nervenzellen stärken. Dadurch kann der Geist besser
arbeiten und sich tatsächlich erholen.

Muskeln stützen den Körper, fordern (bessern) das
Immunsystem, machen klug.

L(i)ebe mit Biss

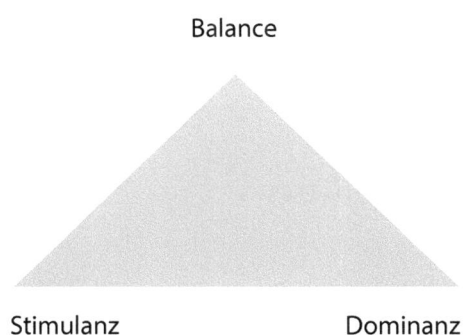

Balance

Stimulanz   Dominanz

Haut, Nerven, Diabetes, Hormone, Sport, Emotionen

Stimulanz, Hormone (endokrines System)

Der Erhalt der Homöostase ist überlebenswichtig. Zusammen mit dem Nervensystem sorgen Hormone (das endokrine System) dafür, das Gleichgewicht im Körper zu erhalten. Eine Störung der Homöostase (dynamisches Gleichgewicht) hat eine Krankheit zur Folge.

Diabetes mellitus

Insulin ist das Hormon, das Glucose (Zucker) in alle Zellen des Körpers führt und die Einlagerung von freien Fettsäuren ins Fettgewebe anregt. Wenn das Pankreas (Bauchspeicheldrüse) nicht genügend Insulin produziert, dann gerät der Stoffwechsel der Kohlenhydrate, Fette und Eiweiße ins Wanken.

Beim Diabetes Typ I, der schon im Jugendalter auftreten kann, kommt es unerklärlicherweise zum Muskelschwund.

Stimulanz

An Diabetes Typ II, auch „Altersdiabetes" genannt, leiden meistens übergewichtige, gestresste Menschen.

Sowohl Patienten mit Typ I als auch Patienten mit Typ II haben großen Hunger und Durst und leiden unter Gewichtsverlust, Müdigkeit, Schwäche, Harndrang, Sehstörungen, juckender Haut, Austrocknung und Hautinfektionen mit schlechter Heilungstendenz.

Der vermehrte Harndrang entsteht durch die vermehrte Ausscheidung von Glucose (Zucker) im Harn. Deshalb haben früher die Ärzte Diabetes am Zuckergeruch des Harns erkannt.

Dominanz

Diabetes kann zu Blindheit, Herzproblemen, Bluthochdruck und Schädigung der Fußnerven führen. Die Zerstörung der Fußnerven führt zu Infektionen und im schlimmsten Fall zu einer Amputation.

Balance

Die Behandlung mit Insulingaben, die Einhaltung einer Diät und ein Trainingsplan funktionieren in der Regel ganz gut. Durch die sportliche Betätigung wird Glucose (Zucker) verbrannt und das Gewicht reduziert.

L(i)ebe mit Biss

Balance

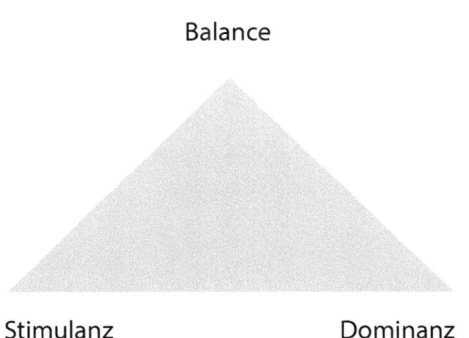

Stimulanz   Dominanz

Bewusstsein, Emotionen

Aufwachen

Zwei Bäume stehen am Flussrand.

Zufällig fliegt ein Vogel – sagen wir, ein Adler – vorbei und sagt: „Morgen, Jungs! Wie ist die Erde?"

Die zwei Bäume denken eine Weile nach, und schließlich ruft einer dem Adler nach: „Was ist Erde?"

Was uns manipuliert, ja, sabotiert und zu Fehlurteilen verleitet, ist das Bezugsdenken.

Wie geht das?

Für die Bäume ist die Erde eine Selbstverständlichkeit.

1. Was um die Bäume ist, trägt sie.
2. Was um uns herum ist, trägt uns.
3. ...
4. Was ist selbstverständlich?

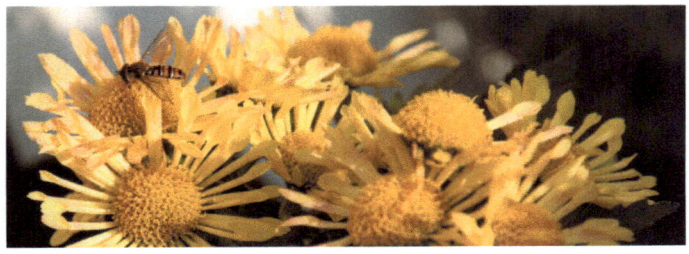

Informationen und Bewusstsein sind da.

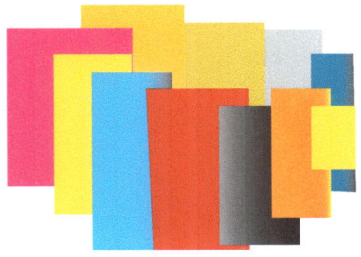

Wir sind blind geworden,
Wunder, Spiel und Ernergie zu erkennen.

Bei den alten Griechen

war Eros, bei den Römern Amor der Gott der Liebe, der Würde, der alle Hindernisse überwindet. Liebe, die Würde, die Seele sind kein Ereignis, sondern ein Zustand. Das was ist, ist ein Spiel.

Würde, Potential
sind unsere Selbstversicherung

Ich kann Wasser in seine Bestandteile Wasserstoff und Sauerstoff aufspalten, aber zum Leben braucht es mehr, zum Beispiel Licht, Rhythmus …

Das sind die Quellen. Das macht das Leben selbstorganisierend.

Damit Neues entsteht, müssen wir Energie abgeben.

Es liegt also an der Organisation, Leben zu erzeugen.

Anschließend bewegt sich der Zustand in die Balance, in den niedrigsten Energiezustand, die Lageenergie, das Potenzial, die Null, den Platzhalter.

Das bedeutet, dass wir dank unseres Körpers eine Natur und ein Potenzial haben.

Ich gebe dazu gerne das Beispiel von einem Wasserfall:

Das Wasser stürzt in die Tiefe, die Wassertropfen verteilen sich im Raum und zum Schluss strebt das Wasser ein Gleichgewicht, eine Balance, den niedrigsten Energiezustand an – und ein Bergsee entsteht. Mit unserem Körper ist es genauso. Wenn wir den niedrigsten Energiezustand anstreben, dann ist das physikalisch normal.

Eine Maschine gibt irgendwann den Geist auf. Die Zelle sucht immer nach Plan B, denn wir haben einen Geist.

Gefühle und Emotionen

unterscheiden uns von der Maschine, denn eine Maschine „gibt den Geist auf"; der Mensch hingegen bleibt im Prozess, in der Transformation.

Würde und Liebe zum Körper vereinen die Energie, die nicht ist. Emotionen vereinen die Energie, die ist.

Was sind die Fehler?

- Wir glauben nicht ganz an uns.
- Wir glauben, dass Zeit von der Uhr abhängig ist, dabei ist sie von unserer „Persönlichkeit" abhängig, obwohl sie physisch gemessen wird.
- Wir blicken zuwenig in die Natur oder den Garten

In dem meisten scheiternden Ehen und Beziehungen (etwa zwischen Eltern und Kindern, Vereinsmitgliedern und Trainern) lässt sich die zerstörerische Wirkung enttäuschter, idealisierter Erwartungen erkennen.

Scheidungen sind die Versuche das einst idealisierte Objekt zu schädigen und zu zerstören und drücken eine noch nicht gelöste Bindung aus, insbesonders, wenn der Idealanspruch unverzichtbar scheint.

Die spätere Klage: "Ich kann nicht, ich mag nicht", beruht auf die enge Beziehung des Kindes zu den Eltern oder Erziehungsberechtigten. Darin kann sich eine Schwäche der Eltern widerspiegeln.
Das kann auch ein Lustprinzip sein, wenn wir etwas loswerden wollen.

Ein Blick in die Natur oder in den Garten kann helfen, dass missioniarischer Eifer nichts bringt, nicht einmal der Kirche.

Der größte Schatz der Natur ist, dass vieles langsam wächst aber schnell kaputt gehen kann.

Deshalb lehrt uns die Natur, dass Schönheit, sogar Verführung ein tägliches Spiel sind.
Sie lehrt uns, dass Pflanzen und Tiere eine Gesellschaft sind, die gemeinsam ein Gleichgewicht herstellen.

What is life?

Würde und Seele vereinen die Energie, die nicht ist. Der Körper vereint die Energie, die ist. Das ist die vollkommene Befriedigung.

Die Nabe vereint eine Energie, das Potential. Das Rad vereint die Energie, die ist.

Rad

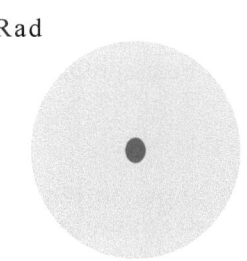

Seal the deal

1. Eine Entgiftung (Detoxierung) des Körpers erfolgt über die Enzyme, die durch Bewegung und Ballaststoffe gefördert werden. Denn Ballaststoffe ernähren die Darmbakterien, bessern das Immunsystem, das "Gehirn" im Bauch.

2. Zweifel blockiert uns. Dabei handelt es sich um Plan B der Zelle.

• Freiheit ist Einzahl, Spiele sind Mehrzahl, da kann jeder mitmachen.

3.. Die häufigste Krankheit ist Karies.

4. Zahnfleischentzündung (Paradontitis) ist mit chlorhaltigen medizinischen Spülmitteln etc zum Gurgeln, behandelbar.

5. Aus der ungesunden Mundhöhle können die meisten Krankheiten, wie Entzündungen, Herzinfarkt, Schlaganfall etc entstehen.

6.   Wer das Wesentliche verstanden hat, den um-
     armt das Leben.

7.   Beanspruchte Muskelzellen schützen vor Stress
     und stärken die Nervenzellen. Dadurch kann
     der Geist besser arbeiten und sich tatsächlich
     erholen.

8.   Deshalb hilft die Musik. Musik wirkt doppelt
     erklärend, indem sie den Glauben an uns stärkt
     und die Stimmung vorhersagt.

9.   Wasser ist das wichtigste Nahrungsmittel.

10. Die Nackenmuskulatur und Zähne sind ein
     Liebespaar. Jeder spürt es. Oder?

Wer den Blick hebt,
sieht mehr.